Sonja Rüther / Der Weg zum Kurerfolg

Herzlich willkommen!

Wir freuen uns sehr darauf, Sie persönlich kennen zu lernen.
Schon heute wünschen wir Ihnen eine gute Anreise sowie
einen gesundheitsfördernden und erholsamen
Aufenthalt in unserer Klinik.

Mit freundlicher Empfehlung:

Millberger Weg 1
Tel.: 0 85 03/90 04-0
www.mutter-kind.de

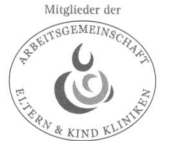
Mitglieder der
ARBEITSGEMEINSCHAFT
ELTERN & KIND KLINIKEN

94152 Neuhaus/Inn
Fax: 0 85 03/90 04-39
arge@mutter-kind.de

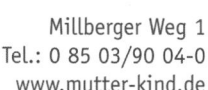
Neue Kraft für's Leben

Sonja Rüther
Der Weg zum Kurerfolg

1. Auflage 2011

© Copyright dieser Ausgabe by
Briefgestöber
www.briefgestoeber.de

ISBN 978-3-00036-891-2

Über mich:

Ich wurde am 9. September 1975 in Hamburg geboren. Nach meinem Fachabitur in Grafik und Gestaltung reiste ich für ein Jahr als AuPair in die Vereinigten Staaten und danach folgte eine Ausbildung zur Kauffrau im Groß- und Außenhandel.
Bevor 2003 unsere erste Tochter geboren wurde, arbeitete ich bei einem großen Sicherheitsdienstleister im Marketing. 2005 kam dann unsere zweite Tochter zur Welt. Während meiner Erziehungszeit schrieb ich zwei Solospielbücher: „Flucht aus Rogogard" (Pegasus Verlag 2007) und „Perdórs Untergang" (Pegasus Verlag 2010). Gründerin von Briefgestöber und Ideenreich – der Kreativhof.

Im Januar 2007 fuhren meine Kinder und ich zum ersten Mal zur Kur, 2008 folgte die zweite Maßnahme.

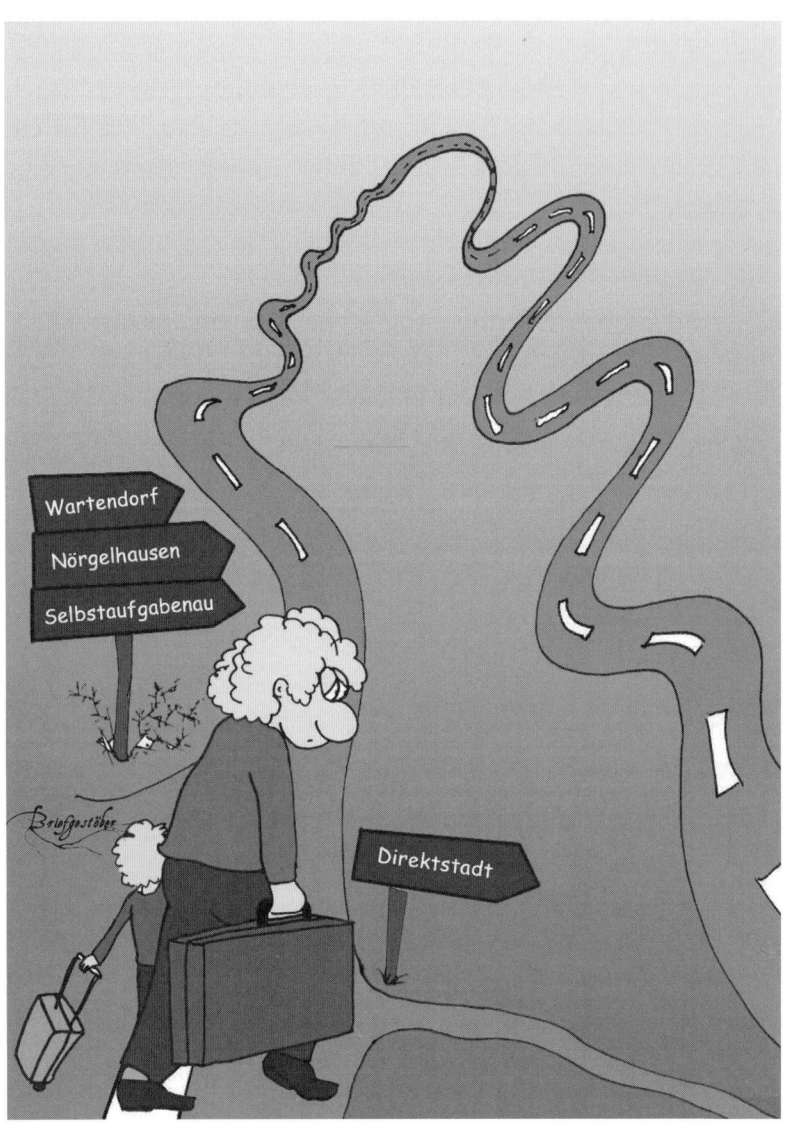

Sonja Rüther

Der Weg zum Kurerfolg

Inhalt

Vorwort

Der Begriff KUR ist eigentlich nicht mehr zeitgemäß.

Warum ich diesen Begriff trotzdem weiterhin verwende? Einfach, weil sich jeder etwas darunter vorstellen kann. Ansonsten spricht man von Mutter/Vater-Kind-Maßnahmen, dann nochmals unterschieden in Präventions- und Rehabilitationsmaßnahmen nach § 111a, Sozialgesetzbuch V. Diesen Kur-Leitfaden zu schreiben war mir ein inneres Bedürfnis. Ich konnte durch zwei Aufenthalte selbst erfahren, was für einen enormen Unterschied es macht, wenn man entsprechend gut vorbereitet diese drei Wochen antritt. Im Grunde sollte ein Großteil der hier behandelten Themen selbstverständlich sein – die Praxis zeigt jedoch, dass dem nicht so ist!

Ich bin sehr froh über die insgesamt sechs Wochen, die ich mit meinen Kindern fern vom Haushalt und dem Alltag verbringen durfte, weil ich ohne diesen Abstand aus meinem persönlichen Teufelskreis nicht herausgekommen wäre. Oftmals sehen wir gar nicht, was wir ändern müssen, weil wir viel zu dicht dran sind.

Dem Leser dieses Ratgebers, wird vielleicht mein Tonfall etwas harsch vorkommen, doch ich bin der Meinung, dass man nicht um den heißen Brei herumreden sollte, wenn man mitten drin sitzt! Daher direkt und auf das Wesentliche reduziert.

Bevor es nun mit dem ersten Kapitel losgeht, möchte ich noch einige Dankesworte loswerden: Elke Melz und ihren Kolleginnen vom psychosozialen Therapieteam vielen Dank für die inhaltliche Beratung, Daniela Dettmann, Markus Heitz, Birgit Joel, Katharina Weißbach-Hempel, Horst Wörner, Dr. Sigrid Krines und Maren Wolters vielen Dank fürs Testlesen, für all die konstruktiven Anmerkungen und das Lektorat. Und natürlich danke ich auch ganz besonders meiner Familie, die mich in all meinen Vorhaben stets tatkräftig unterstützt!

Stell Dir vor, Du fährst zur Kur,
und keiner zickt rum!

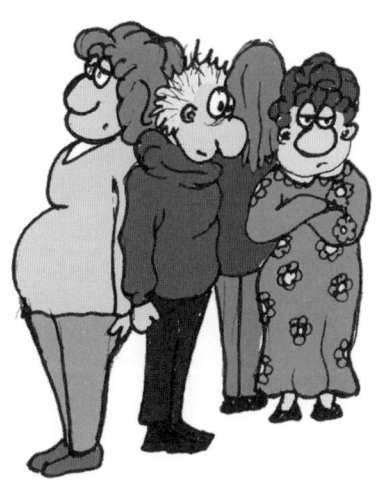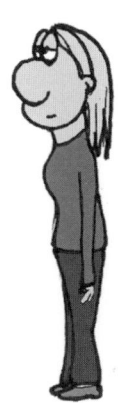

Die Überschrift mag schon sehr provokant sein, doch wenn man bedenkt, dass man sich freiwillig in eine Fachklinik begibt, die ausschließlich von Frauen „bewohnt" wird, die fast alle am Ende ihrer Kräfte sind, könnte man zunächst meinen, es wäre reiner Masochismus, sich auf diese drei Wochen zu freuen.

Um eine Illusion gleich am Anfang zu zerstören: In einer Kurmaßnahme wird man nicht aufgefangen, umsorgt und rund um die Uhr betreut!

Warum nimmt man diese Maßnahme also in Anspruch? Es ist klar, dass man dringend Zuhause raus muss. Dass man die Kinder in die Betreuung geben möchte, um Massagen zu bekommen, Gesprächsgruppen beizuwohnen, Sport zu treiben und mal etwas Ruhe zu haben, ist auch klar. Doch was kommt danach?

Was, wenn Du merkst, dass die Entspannung nicht in dem Maße gegeben ist, wie Du sie erwartet hast, weil nach wenigen Stunden Betreuung noch sehr viel Zeit am Nachmittag, am Abend und in der Nacht, in einer fremden Umgebung, mit anderen Regeln und Gesetzen folgt?

Mit diesem Leitfaden möchte ich Dir helfen, den optimalen Kur-Erfolg zu erzielen.

Die Arbeitsblätter befinden sich im Anhang. Trenne die Blätter am Ende heraus oder schreibe die Antworten auf Extrazettel, damit Du sie am Ende der Kur entsorgen kannst, wenn niemand Deine Notizen lesen soll.

Es ist auch eine schöne Idee, die Notizen nicht einfach nur wegzuschmeißen, sondern sie in einem Ritual zu verbrennen (natürlich unter Einhaltung aller Sicherheitsbestimmungen und nicht im Klinikgebäude), sie als Schnipsel zu Pappmasche zu verarbeiten und ein Kunstwerk daraus zu formen oder sie als Flaschenpost ins Meer zu werfen... Der Fantasie sind da keine Grenzen gesetzt.

Auf den folgenden Seiten erfährst Du, wie die Kur für Dein(e) Kind(er) und Dich zu einer wertvollen Erfahrung wird, womit Du in den kommenden Tagen rechnen und welche typischen Stolpersteine Du locker zu umgehen lernst.

Die Kur-Klinik

Eine Fülle wunderbarer Möglichkeiten, die Zeit effektiv für sich zu nutzen, wartet in den Räumen und Sälen dieser Einrichtungen: Gut ausgebildetes und erfahrenes Fachpersonal, das sich um Deine gesundheitlichen und seelischen Probleme kümmert. Alles im Rahmen eines individuellen Therapieplans und mit Deiner Zusammenarbeit.

Die Ausstattung einer Einrichtung kann noch so gut sein, wenn Du nicht aktiv etwas für dich tust, können Dir diese Menschen auch nicht helfen.

Ich betone das so deutlich, weil ich erfahren habe, dass die Erwartungen teils so fern von der Realität waren, dass die Frauen lieber gegen die Therapeuten gewettert haben, statt sich helfen zu lassen.

Je nach Einrichtung beginnt das Programm ab 7 Uhr und endet am späten Nachmittag. Das ist ein langer Tag für die Angestellten, die dann nach Dienstschluss in ihren wohlverdienten Feierabend gehen, während man selbst in der Klinik bleibt. Gerade deshalb ist es wichtig, Schwerpunkte für sich zu setzen und gegebenenfalls mit den Verantwortlichen darüber zu sprechen, wie man diese Umstände bewältigen kann.

Kommunikation ist alles!

Für Dich ist diese Zeit eine großartige Möglichkeit, Dinge, die Dich stark belasten, in Angriff zu nehmen. Nutze sie!

Das soll ein kleiner Vorausblick gewesen sein – Zeit, in die Kur zu starten.
Eine gute Vorbereitung macht vieles einfacher.

Vor der Kur – Das muss mit!

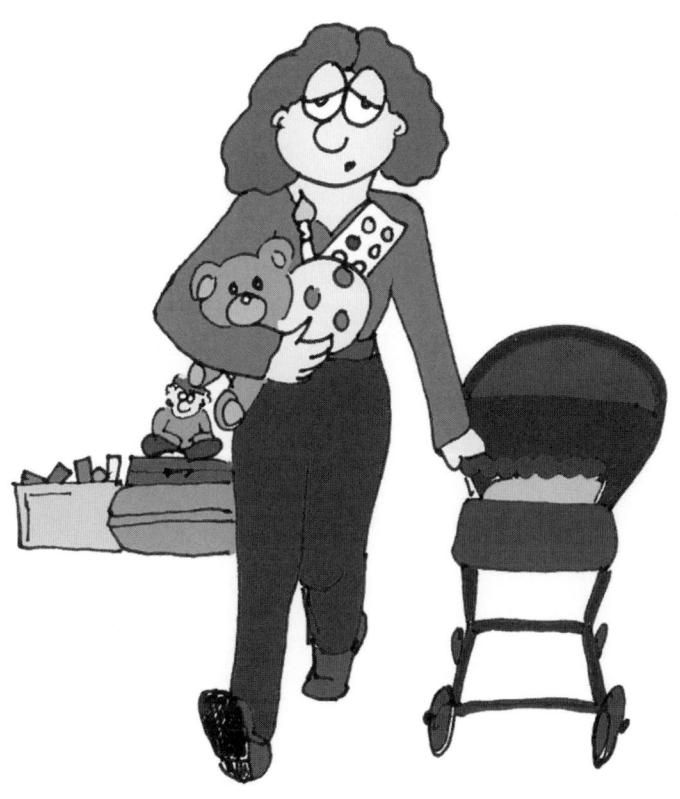

Du hast den Termin, weißt, wo es hingehen wird und Du kannst es kaum erwarten, endlich loszufahren.

Ich habe Frauen mit drei Kindern, Sack und Pack per Zug anreisen sehen, andere kamen mit ihrem Kind bequem mit eigenem Auto.

Meine Kinder und ich wurden beide Male von meinem Mann gebracht und auch wieder abgeholt, was sehr angenehm war.

Die unterschiedlichen Reisemöglichkeiten sind natürlich mit variierenden Gepäckkapazitäten verbunden. Ich empfehle, eine Kiste vorauszuschicken, bevor Du vor Ort ohne viele nützliche Dinge dastehst.
Und wenn es dafür bereits zu spät ist, dann lass Dir die fehlenden Sachen hinterher schicken, sobald Du merkst, was Dir den Aufenthalt erleichtern könnte.

Von Einrichtung zu Einrichtung gibt es natürlich unterschiedliche Ausstattungen, und im Zweifelsfall rufe lieber an und erkundige Dich, was man alles vor Ort bekommen kann und was nicht. (In einigen Einrichtungen ist zum Beispiel ein Babyphon pro Zimmer vorhanden).

Alle Kliniken sind in der Regel mit Waschmaschinen und Trockner ausgestattet, da kann man ruhig an der Kleidung sparen.

Als dringend notwendig haben sich erwiesen:

- Babyphon
- Wer mag: Cappuccino (Tees stehen meist in den Etagenküchen bereit, aber Kaffee und Cappuccino natürlich nicht)
- Kinderbücher
- Kinder-CDs
- Papier und Stifte
- Gurt/Geschirr zum Festschnallen am Hochstuhl im Speisesaal
- Buggy

Nicht zwingend, aber hilfreich:

- eine Auswahl Naschkram, weil man sonst von dem ganzen gesunden Essen irgendwann einen Heißhunger auf etwas Ungesundes entwickelt. Natürlich nicht zu viel, man ist ja schließlich zur Kur.
- eine Krabbeldecke, weil in den allergikerfreundlichen Räumen meist keine Teppiche liegen.
- die große Legokiste
- kleine Überraschungen für Langeweile-Notfälle

Jeder kennt seine Kinder am besten. Stell Dir einfach vor, dort gäbe es nichts – was würde Dein Kind längere Zeit beschäftigen?
Und das nimmst Du dann einfach mit.

Sicher gibt es auch Einrichtungen, die jede Menge Spiel-
angebote haben. Dort, wo ich 2007 war, befanden sich
zwar auf jedem Stockwerk Spielzimmer, aber alles, was sich
mal an Spielsachen darin befunden hatte, wurde geklaut.
Und in der anderen Klinik (2008) gab es keine Spielzimmer. Man konnte zwar die Räume der Kinderbetreuung
nutzen, doch weil die Kinder schon den ganzen Tag dort
verbracht hatten, fanden sie es nicht gerade spannend, in
der Zeit bis zum Abendbrot, sowie an den Wochenenden,
auch noch mit denselben Sachen in der gewohnten Umgebung zu spielen.

Bei jeder Wetterlage sollte
man ins Freie gehen –
Stichwort:
Klimatherapie.
Meine beiden Maßnahmen
fielen in die Wintermonate.
Die Kinder weinten nach einer halben Stunde, weil ihnen
der Wind um die Ohren pfiff,
und schon befanden wir uns
wieder im Warmen.
Deshalb vertrete ich das Motto: Sofern es möglich ist,
lieber zu viel als zu wenig an
Kleidung mitnehmen.

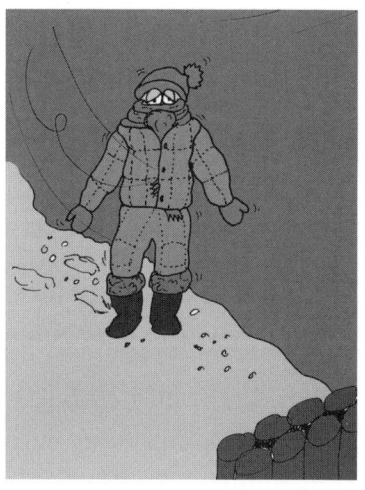

„Guck mal, die Muschel.
Heb sie doch mal auf."

Andere Vorbereitungen

Es gibt verschiedene Gründe, eine Kurmaßnahme in Anspruch zu nehmen.
Nicht jede Mutter ist „ausgebrannt", oft sind es eigene gesundheitliche Probleme, gesundheitliche Probleme der Kinder oder schwere Schicksalsschläge, die einen stationären Aufenthalt notwendig machen.

Deshalb sollte man die Gründe nicht außer Acht lassen, weswegen man überhaupt in eine solche Einrichtung möchte, statt einen Urlaub in einem Familienhotel in Erwägung zu ziehen. Nicht bei jedem spielen die Finanzen eine Rolle.

Und genau das sollte man seinem Umfeld auch mitteilen. Es wird immer wieder Ehemänner, Freunde und andere Verwandte geben, die feststellen:

„Du hast es gut, Du fährst zur Kur. Na, dann kommst Du in drei Wochen ja erholt wieder zurück."

Jeder, der noch keine Kur mitgemacht hat, wird denken, Du hättest eine wunderbare Zeit mit angenehmen Anwendungen, in der Du als einzige Anstrengung Deine Füße hochlegst.

So funktioniert das aber nicht!

Und solche Aussagen machen es Dir sicher nicht leichter, weil offensichtlich immer noch nicht wahrgenommen wird, welche erheblichen Probleme Du hast.

Deshalb empfehle ich, diesen Personen offen und deutlich zu erklären, weshalb diese Kur ansteht:

„Ich fahre zur Kur, weil ich nicht mehr kann."

„Das wird kein Wellness-Urlaub.
Ich hoffe, dort genug Hilfe zu bekommen,
um wieder gesund zu werden."

Tatsache ist: Die Meisten wären nicht kurbedürftig, wenn sie genügend Unterstützung im Alltag erfahren würden. Und oftmals sind es gerade die Ehepartner, die dann auch noch jammern, man würde sie drei Wochen alleine lassen. Aber, diese Kur ist wichtig für Dich, und wenn eine Verlängerung nötig ist, dann beantrage sie!

Und Du kommst nach diesen drei Wochen auch nicht energiegeladen nach Hause. So schnell geht das nun wirklich nicht!
Die Kur gibt Dir den nötigen Abstand, um zu erkennen, was Du im Leben ändern musst, um wieder glücklich zu werden, und das solltest Du im Anschluss Schritt für Schritt umsetzen.

Egal, wie alt die begleitenden oder gesundheitlich beeinträchtigten Kinder sind, es lohnt sich, sie rechtzeitig auf diese Maßnahme einzustimmen.
Erzähle ihnen, dass ihr etwas ganz Tolles vorhabt, sie viel basteln und spielen werden, neue Freunde finden, und was es in der neuen Umgebung an Überraschungen sonst noch geben könnte.

Dabei solltest Du aber nicht vergessen, ihnen auch den Grund für die Reise zu nennen: Es ist eben kein Urlaub, sondern eine Kurmaßnahme, die der Regeneration dient. Es gibt wichtige Regeln, die eingehalten werden müssen. Und falls es Dir nicht gut geht, sollten sie auch das wissen, damit sie mithelfen und nicht nur ihren Kopf durchsetzen wollen.

Erzähl Deinen Kindern auch, was Du für Termine hast und wie anstrengend/langweilig diese sind, damit sie nicht das Gefühl haben, etwas Interessantes zu verpassen.

In der ersten Zeit musst Du sehr konsequent mit den Regeln sein, weil man ansonsten jeden Tag dieselben Kämpfe auszutragen hat.

Hier ein paar Beispiele:

1.) Nicht lärmend durch die Gänge laufen.

Man ist auf die gegenseitige Rücksichtnahme angewiesen und meistens hallt es in den Häusern dermaßen, dass zwei normal laute Kinder wie eine ganze Horde klingen.

2.) Der Platz in der Unterkunft

Man hat nur ein oder zwei Zimmer zur Verfügung. Wenn die Kleinen am Anfang merken, dass sie durch diesen Umstand das Abendprogramm verlängern können, nutzen sie es gnadenlos aus. Lieber ein festes Ritual beibehalten, so wie Du auch zuhause Deine Kinder ins Bett bringst, und wenn es hilft, dann gehe für zehn Minuten in die Teeküche, damit sie nicht ständig fragen, was Du gerade tust und deshalb nicht einschlafen können. Dafür ist dann ein Babyphon praktisch.

Ich habe meinen Kindern in solchen Situationen erzählt, dass ich Wäsche waschen gehe, mir einen Tee koche oder meinen Becher abspülen muss, damit sie sich etwas unter meiner kurzen Abwesendheit vorstellen konnten, was ihnen sehr uninteressant erschien und sie somit nicht weiter ablenkte. Meist trifft man in der Teeküche andere Mütter und kann sich zum Plaudern an den Tisch setzen. Wenn man entsprechend aufgeschlossen ist, lernt man die anderen Frauen sehr schnell kennen und kann sich gut mit ihnen austauschen.

3.) *Essen fassen*

Im Speisesaal macht man sich das Leben unnötig schwer, wenn man die Kinder umherlaufen lässt oder für sie ständig Essen raus-schmuggelt, damit sie lieber spielen gehen können. In manchen Einrichtungen gibt es Aufsichtsperso-nal, welches für Ordnung und Ruhe zu sorgen hat. Dort, wo ich war, gab es das leider nicht. Für kleine Kinder, die schon im Hochstuhl sitzen

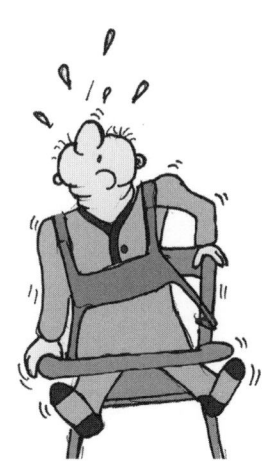

können, lohnt es sich, einen entsprechenden Gurt/ Geschirr zum Festschnallen mitzubringen. So erspart man sich das ständige und nervige Aufpassen, wenn sie zu turnen anfangen und man sich eben mal ein Brötchen holt, ohne Angst haben zu müssen, dass die Kleinen herausfallen. Selbstverständlich soll man sein Kind grundsätzlich nicht unbeaufsichtigt lassen. Im Speisesaal sitzt man selten alleine am Tisch und die benachbarten Mütter können kurz ein Auge auf den kleinen Turner werfen. So ist es für alle entspannter, wenn er gesichert ist.

Die Kur beginnt

Du sitzt in Deinem Zimmer, die Koffer sind ausgepackt und die Kinder richten sich ebenfalls ein, doch angekommen bist Du noch nicht und die Kinder erst recht nicht.

Wie geht es weiter?
In der Regel findet am nächsten Tag die Hausbegehung, zusammen mit dem Einführungsgespräch, statt. Bis dahin sieht man viele neue Gesichter in den Gängen, die alle genauso ratlos wirken, wie man selbst.

Diejenigen, welche schon eine frühere Kur hinter sich haben, sind etwas gelassener und können ein paar hilfreiche Tipps geben; andere stolzieren durch die Gänge, als hätten sie für diesen Luxusurlaub eine Menge Geld bezahlt.

Man trifft auf sehr unterschiedliche Charaktere, die man jedoch bald nach ihrem besonderem Verhalten einteilen kann. Folgende Typen habe ich während meiner zwei Aufenthalte kategorisiert. Ich bitte meine deutlichen Worte zu verzeihen, sie sind wirklich nicht böse gemeint:

Die Ich-habe-Rechte-Pocherin

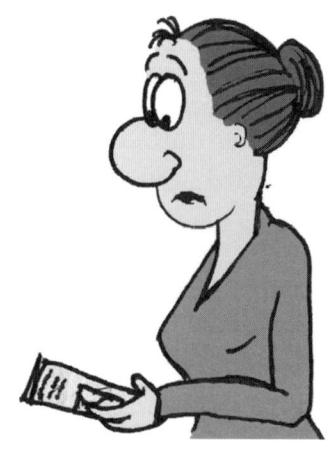

Sie ist daran zu erkennen, dass sie die Prospekte des Hauses, alle staatlich abgesicherten Leistungen und gängigen Abläufe genauestens kennt und im Schlaf aufsagen kann. Damit beschäftigt, nicht benachteiligt zu werden, meint sie stets, mehr Anspruch erheben zu können, als andere. Wenn alle irgendwo warten müssen, ist ihr Warten unerträglicher und das tut sie lautstark kund.

Die Alles-ist-schlecht-Jammerin

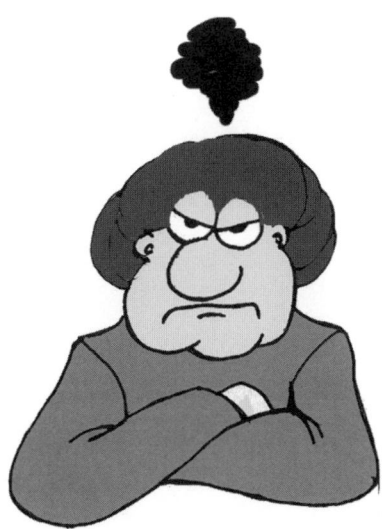

Sie kommt an und jammert von der ersten Sekunde an. Eigentlich erwartet sie, dass sie bereits vor der Eingangstür an die Hand genommen wird und sich dann jeder um ihr Leiden kümmert. Passiert dies nicht, regt sie sich bei jeder Gelegenheit auf, dass nichts so läuft, wie sie sich das vorgestellt hat.

Oftmals werden dann gerade bei solchen Leuten Dinge vergessen, die andere bereits für sich beanspruchen, aber weil sie lieber in die Luft nörgelt, statt den Missstand zu melden, erfahren es die zuständigen Ansprechpartner eben nicht und können so auch keine Abhilfe leisten.

ACHTUNG: Dieses Dauernörgeln verpestet die Atmosphäre, weswegen diese Mütter nur noch mit gleichgesinnten Leidensgenossinnen unterwegs sind oder plötzlich alleine sitzen!

Die Komm-ich-helf-dir-Selbstlose

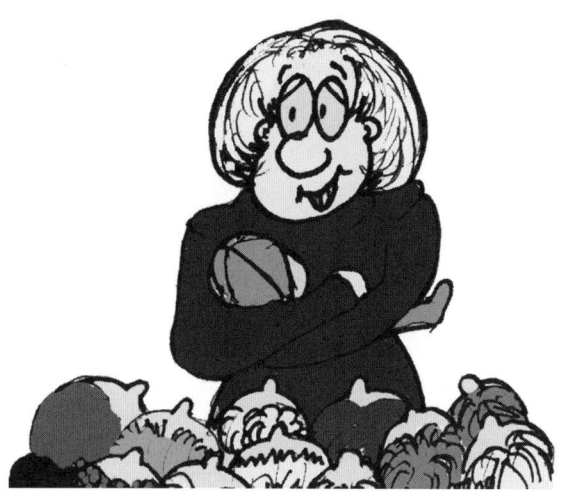

Im Grunde ein sehr hilfsbereiter und meist auch fröhlicher Mensch, der ständig auf neue Ideen kommt, den anderen Müttern das Leben etwas leichter zu gestalten.

So wird das fremde, schreiende Baby mal eine Zeit lang über den Flur getragen, damit die eigene Mutter endlich mal was für sich tun kann, oder die Kinder der „Selbstlosen" haben ständig Spielbesuch auf ihrem Zimmer. Sie verleiht ihr einziges Babyphon, den Buggy oder Waschmaschinenmarken.

Die Alles-easy-Flippige

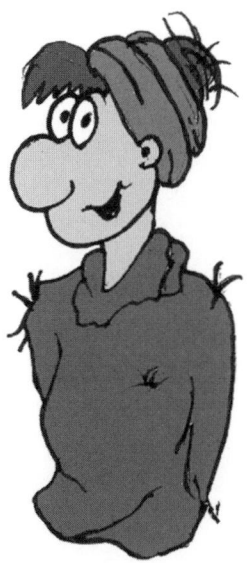

Sie weiß, dass sie eigentlich total k.o. ist, hat zwar die eine oder andere psychosomatische Störung, findet aber dennoch alles lustig und irgendwie spannend.

Oftmals verursacht ihr eigenes Chaos den gesundheitlichen Zustand, woran sie garantiert nichts ändern kann, weil es eine Grundeigenschaft ihres Charakters ist. Sie tobt sich meist in der Kreativwerkstatt aus und macht auch sonst irgendwie ihr eigenes Ding.

Die verschwindende Verzweiflerin

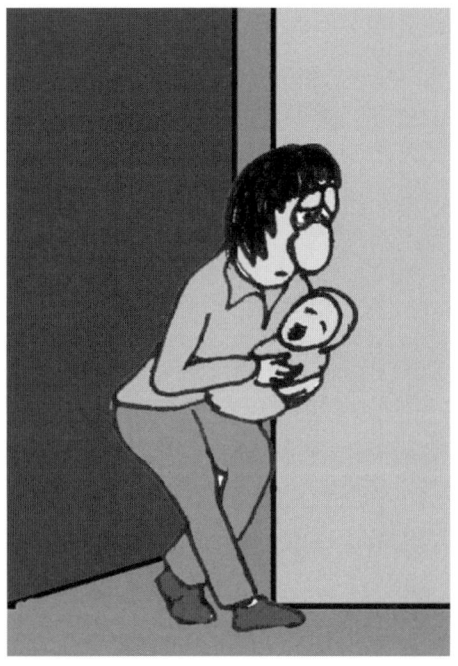

Eigentlich wollte sie gar nicht kommen, doch jetzt wo sie da ist, merkt sie, dass sie besser Zuhause geblieben wäre. Dann schreit das Kind noch ständig, das zuhause eher ruhig war und zu allem Überfluss wird sie auch noch krank. Tag für Tag sondert sie sich mehr von den anderen ab, fragt niemanden um Hilfe und reist am Ende ihrer Kräfte vorzeitig wieder nach Hause ab.

Die besserwissende Klugschwätzerin

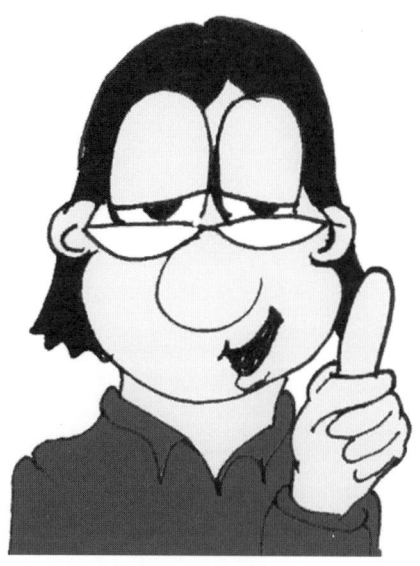

Wenn man bedenkt, dass so ziemlich alle die gleichen Probleme haben oder zumindest so schwerwiegende Probleme, die eine Auszeit dringend erforderlich machen, dann ist es schwer, sich mit diesem Exemplar auseinander zu setzen.

Die Schwierigkeit: Sie gibt verteilt ständig Ratschläge, was man anders machen sollte und könnte, was in der angewandten Erziehung grundlegend falsch ist und wie sie Dein Leben führen würde. Ihr eigenes Leben ist natürlich perfekt... zumindest so lange, bis man ihre Kinder kennenlernt.

Die Das nehm ich mit-Frohnatur

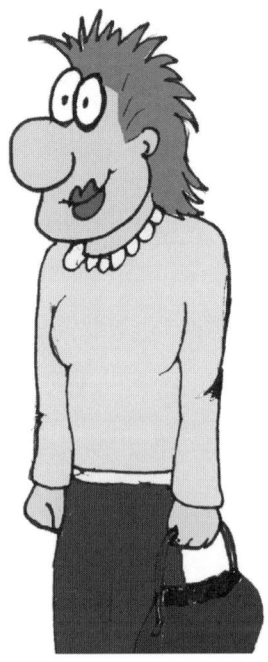

Mag sein, dass irgendetwas ihren Kur-Antrag rechtfertigen konnte, aber eigentlich ist sie nur da, weil es diese Reise ans Meer fast umsonst gibt. Und weil Andere das für sich beanspruchen, will sie das auch für sich mitnehmen, es steht ihr ja schließlich ebenso zu!

Sie kann Dir genau ausrechnen, wie lange sie warten muss, bis sie die nächste Kur beantragen kann, und bei dieser Gelegenheit gibt sie Dir noch praktische Tipps mit auf den Weg, wie man sonst noch an Vergünstigungen im Leben kommt.

Die Ich gegen den Rest-Aggressive

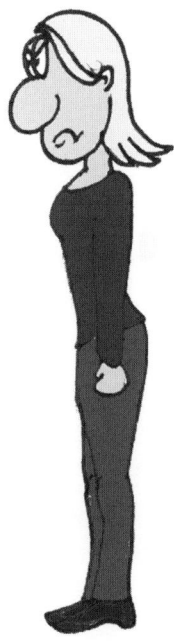

Sie will von den Problemen anderer nichts hören und ist binnen eines Tages der Überzeugung, dass sie keiner mag.

Ihre Aura ist frostig und man sieht sie niemals lachen. Wenn sie sich zu einem Gespräch herablässt, vertritt sie Thesen, die anderen wie ein gewaltiger Tritt auf den bereits schmerzenden Fuß erscheinen, folglich mag sie irgendwann auch wirklich keiner mehr. Sie wird anderen Frauen in ihrer heimatlichen Umgebung garantiert keinen Kur-Aufenthalt empfehlen, weil es in ihren Augen die reinste Hölle war.

Zu welchem Typ würdest Du Dich eigentlich zählen?

Und überlege dann mal, ob Du genauso wirkst, wie Du dich selbst betrachtest.
Damit Du weißt, was ich meine:

Ich saß einmal im Bus und als er an der nächsten Station anhielt und die Türen sich öffneten, wendete eine mürrische, junge Frau den Blick zu mir und starrte mich finster an.
Ich hab mich so erschrocken, weil ich mir keiner Schuld bewusst war – bis mir auffiel, dass es nur mein Spiegelbild in der Glastür war, das mich so fies anglotzte!
Ehrlich, dieser Blick, den ich mir selber zuwarf, hatte mich zutiefst erschüttert. Manchmal braucht man einen Spiegel, wenn die Selbstwahrnehmung versagt.

Jedenfalls wirst Du mit all diesen unterschiedlichen Frauen im Begrüßungsgespräch sitzen... Womit wir zu dem wichtigsten Part kommen:

Was erwartest Du?

Dort, wo ich war, wurden von uns Ankommenden die Erwartungen und die selbstgesetzten Ziele auf einem Bogen notiert und abgegeben.

Das Problem: Erst am Ende der Kur holte die Gruppenleiterin die Bögen wieder hervor, und wir verglichen, ob wir unsere Ziele erreicht hatten. Nach drei Wochen wusste ich aber nicht mehr, was ich ursprünglich notiert hatte. Ich hätte diese Notizen lieber in meinem Zimmer aufbewahrt, um mich jeden Tag bei Bedarf zu orientieren.

Sicher, so einen Zettel kann man sich selbst erstellen und bereithalten, aber es ist etwas anderes, mittendrin zu stecken und keine Energie für solche Ideen zu haben, als hinterher einen Leitfaden darüber zu schreiben. Damit meine ich, dass ich während meiner Maßnahmen auch nicht genau wusste, was ich alles für den Kur-Erfolg tun konnte; und die simple Idee, eine Notiz als Erinnerung an meine Ziele an die Wand zu hängen, hatte ich zu der Zeit nicht.

Also, was erwartest Du?

Siehe Arbeitsblatt 1

Ergänzend habe ich noch ein paar Arbeitsseiten eingefügt, die Du je nach Bedarf ausfüllen kannst.
Was das soll?
Vieles, was man eigentlich genau weiß, ist dennoch gut irgendwo im Hinterkopf gespeichert und wird erst gegenwärtig, wenn man es situationsbedingt abruft.
Dies ist ein ganz faszinierender Effekt, so als könne man Probleme nicht mehr ignorieren, nur weil sie auf das Papier gebannt wurden. Auch dies wirkt in gewisser Weise wie ein Spiegel.

Siehe Arbeitsblätter 2 und 3

Kommen wir nun zum Ablauf der Kur:

Die Kinderbetreuung

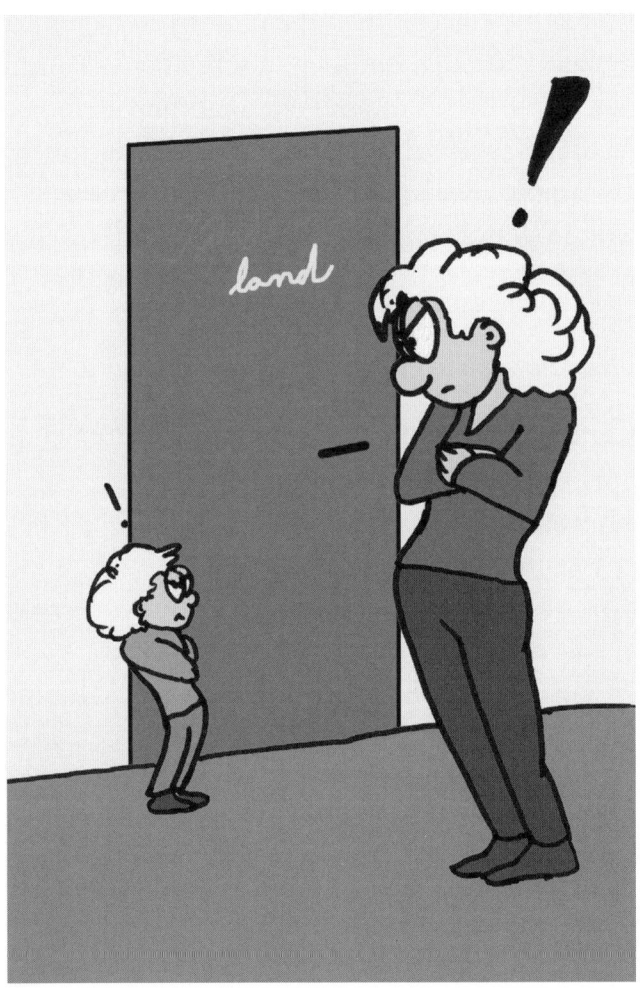

Persönlich stelle ich mir die Arbeit in einer Kindertagesstätte oder einer Fachklinik extrem anstrengend vor: In die Fachklinik kommen alle drei Wochen neue Kinder, von denen die Hälfte jeden Morgen bitterlich weint, wenn sie abgegeben werden.

Ich habe keine einzige Mutter mit einem Säugling kenngelernt, die am Ende der Maßnahme nicht fix und fertig nach Hause fuhr. Den ganz Kleinen scheint es sehr schwer zu fallen, sich in der neuen Umgebung wohlzufühlen.

Leider ist das den meisten Müttern nicht bewusst. Sie hoffen in der Kur etwas Entlastung und Ruhe zu finden, dabei brüllt ihr kleiner Wonneproppen wie am Spieß. Sicher gibt es ein paar Ausnahmen, aber so hart es ist: ich habe keine getroffen.

Wenn es also irgendwie geht, dann würde ich warten, bis das jüngste Kind mindestens zwei Jahre alt ist. Noch besser drei Jahre, dann kann man sie auch mal durchgehend in der Betreuung lassen.
Bei älteren Kindern rate ich, unnachgiebig in Bezug auf die Regeln zu sein, immerhin ist es keine Vergnügungsmaßnahme!

Ich habe Mütter gesehen, die ihre Kinder die ganze Zeit bei sich führten, nur weil sie ihnen die Wahl gelassen hatten, ob sie in die Betreuung gehen wollen oder nicht. Das ist aber nicht Sinn der Sache, wenn man sich in Ruhe Gedanken über sein Leben machen will.

Und wenn Du dann in Deinem Zimmer sitzt und das Baby schläft ein, kurz bevor Du zur Anwendung musst, dann denkst Du „Na, super. Und jetzt?"
Aber bitte jetzt keine Panik!

So dramatisch ist das auch wieder nicht. Du musst Dir eben anderweitig helfen, wenn Dein Kind zu denen gehört, die sich nicht abgeben lassen.

Such Dir Mütter, die in einer ähnlichen Situation sind, damit ihr einander helfen könnt. Sprich mit dem Betreuungspersonal über Deine Probleme und nimm Hilfe an, wenn sie Dir angeboten wird.

Und wenn alles nichts hilft, dann pfeif´ auf den Therapieplan und genieße die Zeit mit Deinem Kind und bewerte es positiv, dass Du weder putzen noch kochen musst. Es nützt nichts, wenn Du Dich unter Druck setzt, das macht alles nur schlimmer.

<u>WICHTIG: Allerdings solltest Du mit Deiner Kur-Betreuer/-in (Kur-Begleiter/-in) darüber sprechen, bevor Du zu den Terminen nicht mehr erscheinst!!! Dein Plan wird dann entsprechend angepasst.</u>

Weswegen ich das schreibe?
Wenn man sich schon einmal darauf eingestellt hat, dass die Kinder weinen, nachts schlecht schlafen oder sich nicht abgeben lassen, dann trifft es einen auch nicht so sehr, wenn es dann tatsächlich so zutrifft.

Viele Mütter sind total geschockt, wenn es nicht so klappt, wie sie es erwartet haben. Besser, man spricht vorher mit anderen Frauen, die schon mal eine solche Maßnahme durchgeführt haben, damit die eigenen Vorstellungen später nicht bitter enttäuscht werden. Es gibt im Internet entsprechende Foren.

Meine Große war knapp vier Jahre alt und meine Jüngste anderthalb, als wir zum ersten Mal zur Kur fuhren.

Die Kleine, von der ich dachte, es gäbe überhaupt keine Probleme, fing nach einer Woche jeden Morgen an, bitterlich zu weinen. Die Große hätte am liebsten noch viel mehr Zeit dort verbracht. Verkehrte Welt.

Und genauso war es auch ein Jahr später: Die ersten Tage gingen gut, dann weinte die Kleine, und ich übergab sie unglücklich an die Erzieherin. Allerdings konnte ich mir sicher sein, dass sie nach fünf Minuten nur noch beleidigt war und kurz darauf anfing zu spielen.

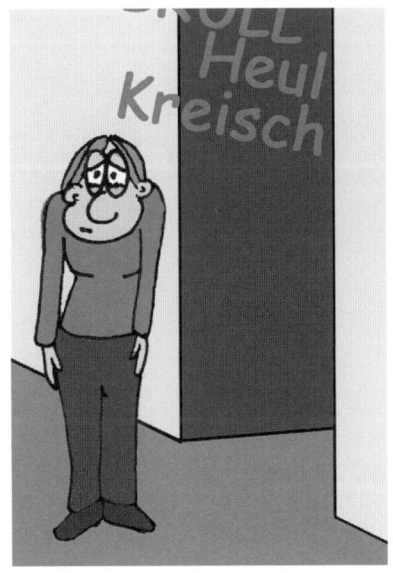

Es hilft sehr, wenn man sich mit den Erzieherinnen austauscht und das vermeintlich schlechte Gewissen einfach abschaltet. Die Kinder haben auch kein schlechtes Gewissen, wenn sie Einen

Nacht für Nacht um den Schlaf bringen, sich trotzig auf den Fußboden schmeißen oder unaufhörlich die Geschwister ärgern. Sie sind Kinder, sie „dürfen" das. **Du bist Mutter, Du darfst Dich auch erholen und mal nur an Dich denken!** Selten ist alles so schlimm, wie die Kinder in ihrer morgendlichen Übergabetheatralik glauben machen wollen.

Diese Zeit gehört nun Dir, die Kinder sind in guten Händen! Und ohne Schuldgefühle, kann man sich auch besser auf den Therapieplan einlassen.

Der Therapieplan

Man hat etliche Zettel ausgefüllt, immer wieder seine Leiden beschrieben und auch dem Klinikarzt alles heruntergebetet, in der Hoffnung, der Therapieplan würde auch genau auf diesen Zustand eingehen.

Tut er aber oftmals nicht.

Binnen kürzester Zeit müssen zig Termine an alle Frauen verteilt werden, da passieren Fehler oder einige Fakten bleiben unberücksichtigt. Statt sich darüber zu ärgern, empfehle ich gleich ein Gespräch mit der therapeutischen Leitung oder dem Arzt. Ansonsten verstreicht zu viel Zeit ungenutzt.

Viele wissen nicht, dass man sich z. B. auch Bäder verschreiben lassen kann, gezieltere Therapien in der Physiotherapie möglich sind, oder auch Termine vom Arzt gestrichen werden können, wenn sie einem nicht gut tun.

Aber: Die Krankenkasse zahlt eine Menge Geld für diesen Aufenthalt, deshalb solltest Du nicht eigenmächtig darüber entscheiden, welche Angebote Du beanspruchst und welche nicht. Andererseits sollte es auch nicht in schrecklichem Stress ausarten, nur um blindlings dem Plan zu folgen. Denke nur daran, dass nichts davon in Stein gemeißelt wurde und Du mit den verantwortlichen Personen jederzeit reden kannst!

Bei den Mahlzeiten kann man sich prima mit anderen Müttern über diese Erfahrungen austauschen. Damit wären wir auch schon beim nächsten Punkt:

Das Essen

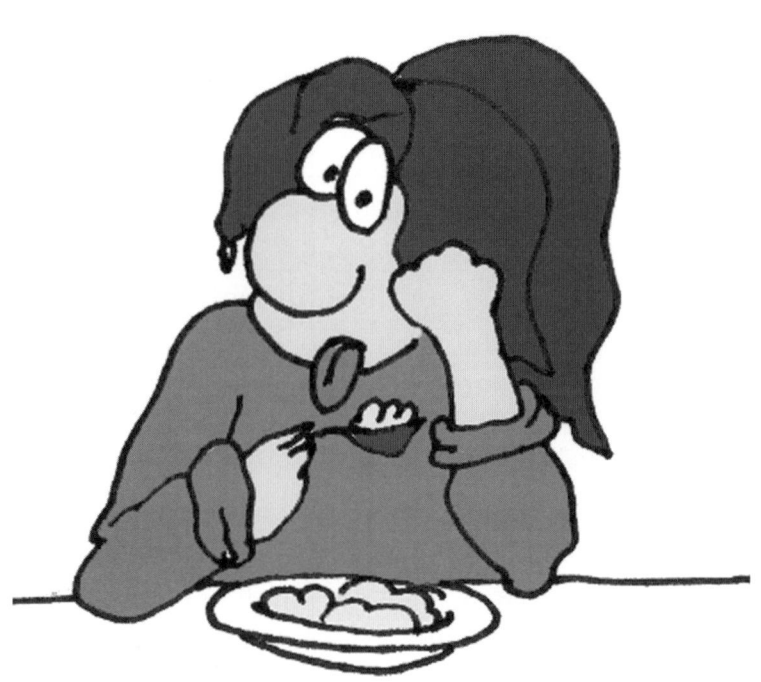

Du bist nicht Zuhause, deshalb schmeckt es auch nicht so.

Wenn Du Glück hast, erwischst Du nicht die typische Großküche, doch das ist sicher eher die Ausnahme. Stell Dich einfach darauf ein, dass nicht alles schmeckt und wenn es in der näheren Umgebung keine Einkaufsmöglichkeiten gibt, dann lass Dir ein paar leckere Snacks zuschicken. Denn wer zu hungrig ist, wird schnell unzufrieden und das ist nicht sehr hilfreich.

Trotzdem sollte man nicht in Frust-Essen verfallen, und darauf achten, nach dem regulären Essen nicht tonnenweise Kekse oder Chips in sich hinein zu stopfen.

Wenn die Ernährung wegen Über- oder Untergewichts, sowieso ein Thema ist, empfiehlt sich ein Termin bei der Ernährungsberatung, die in den meisten Einrichtungen präsent ist. Dir wird viel Hilfe geboten, Du musst sie nur annehmen.

Das Miteinander

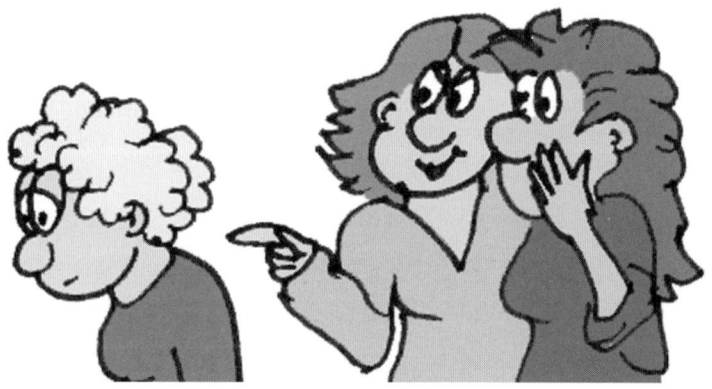

Du musst wirklich nicht jeden mögen und in solchen Einrichtungen ist es nicht immer leicht, denjenigen aus dem Weg zu gehen, die man aus irgendwelchen Gründen nicht leiden kann.

Dennoch rate ich, von Lästereien und Streitigkeiten Abstand zu nehmen. Jede einzelne Frau ist dort, weil sie oder ihre Kinder ernste Probleme haben. Prinzipiell kannst Du also davon ausgehen, dass es ihr ebenso schlecht geht, wie Dir oder vielleicht sogar schlechter. Man sieht sich in den Gruppen, im Speisesaal, Kindergarten, auf den Fluren. Wer soll Erholung finden, wenn jede Begegnung mit Anfeindungen oder Unwohlsein verbunden ist?

Bei meinem letzten Kur-Aufenthalt gab es eine Frau, die ständig durch ihre laute, nörgelige Art auffiel und sicher auch nicht meine erste Wahl bei meiner Freizeitplanung gewesen wäre. Doch als sie den Speisesaal betrat und eine andere Mutter sich zu mir beugte und sagte: „Siehst Du die? Hast Du schon von ihrer Lachnummer gehört?" tat mir diese Frau unwillkürlich sehr leid.
Dieses Herziehen über Dritte konnte ich schon in der Schule nicht leiden und leider hört dieses Fehlverhalten mit dem Erwachsenwerden nicht auf.

Noch weniger halte ich davon, auf Leuten rumzutrampeln, die bereits am Boden liegen.
Sollte jemand auf Dir rumtrampeln, fertige eine Kopie von dieser Seite und steck sie der betreffenden Person kommentarlos ins Postfach. Ansonsten rate ich zum akuten Ohrenverschluss und totaler Ignoranz gegenüber blöden Sprüchen.

Gesprächstherapie

Das Wort „Gesprächstherapie" löste bei mir im ersten Moment Widerwillen aus. Meine Vorstellungen von einer solchen Gesprächsrunde sahen ungefähr so aus:

„Hallo, ich bin die Sonja. Das Natürlichste der Welt überfordert mich und ich bin eine schlechte Hausfrau!"

Gruppe: „Hallo Sonja!"

Danach würde man sich in gedrückter Atmosphäre gegenseitig etwas vorjammern und wie ein Verlierer die Sitzung am Ende wieder verlassen.

Das Wort „Therapie" birgt in gewisser Weise die Assoziation Verlierer oder Psychopath in sich. Aus diesem Grund entschied ich mich während der ersten Kur für die Kreislaufgruppe.

Leider hatte ich eingeplant, dass ich nach vier Jahren ohne richtigen Schlaf, keine Energien mehr fürs Nordic Walking aufbringen konnte und Atemtherapien mich nervös machten.

Bei meiner zweiten Maßnahme nannte es sich nicht „Gruppentherapie" sondern „Selbsterfahrungsgruppe". Das weckte meine Neugier und so fand ich mich schließlich doch in einer Gesprächsrunde wieder.

Wir waren eine Handvoll Frauen, die kaum unterschiedlicher sein konnten, doch das gegenseitige Vertrauen und die Möglichkeit, seine Sorgen frei aussprechen zu können, ohne verhöhnt oder beleidigt zu werden, war sagenhaft.

Wir hörten einander aufmerksam zu, nahmen gegenseitigen Anteil und die ehrlich gemeinten Ratschläge wurden nicht belehrend oder besserwisserisch vermittelt.
Wir hatten von Anfang an die Regeln festgelegt, und gegenseitiger Respekt sowie ein sorgfältiger Umgang mit dem Gehörten standen ganz oben. Eine großartige Eigendynamik, weil viele Hände am selben Strang zogen.
Nach den Sitzungen zerstreute sich die Gruppe, nur wenige blieben auch in der Freizeit in Kontakt. Doch Treffen für Treffen war es, als legte sich das Wir-Gefühl der Gruppe wie Balsam über unseren Kummer. Wir lachten und weinten miteinander. Und selbst nach Ende der Maßnahme schreibt heute noch gelegentlich eine Teilnehmerin einen Brief an alle, um uns den aktuellen Stand ihres momentanen Lebens mitzuteilen.

Eigentlich wären wir noch ein paar Frauen mehr gewesen, aber einige sagten gleich am Anfang, dass ihnen eine Gruppe nicht behagen würde.

Meine Erkenntnis: Man muss sich manchmal auf etwas einlassen können, um im Leben weiter zu kommen.

Überhaupt halte ich den Austausch mit den anderen Frauen für das wichtigste Element, das am Ende zu einem Kur-Erfolg führt. Dieser permanente Austausch muss nicht zu bestimmten Zeiten in einer Gruppe stattfinden. Es gibt genügend Gelegenheiten: beim Essen, in der Teeküche, wenn die Kinder miteinander spielen, etc.

Die Erkenntnis, dass man nicht vollkommen unfähig ist, nur weil man mit der normalsten Aufgabe der Welt nicht zurecht kommt, ist sehr erleichternd.

Meine eigene Theorie, warum es uns heute so ergehen kann, gebe ich an späterer Stelle zum Besten.

Zwischen den anderen Frauen ist man nicht mehr die einzig müde Mutter zwischen den übrigen Superfrauen, sondern eine von vielen mit ähnlichen Problemen und Sorgen.

Wenn man dann wieder nach Hause kommt und die Mütter im Kindergarten mal genau betrachtet, dann stellt man fest, dass es im Grunde keine perfekten Hausfrauen und Mütter gibt. Die eine ist zu streng mit ihren Kindern, die andere zu nachgiebig. Manche setzen ihre Kinder vor den Fernseher, damit sie ruhig sind, andere leben im totalen Chaos, weil sie ihren Haushalt nicht gerne führen.

Die meisten räumen erst dann ihre Wohnung auf, wenn Besuch kommt. Wenn man dann sein Kind dort zum Spielen abliefert, denkt man, es würde nur im eigenen Zuhause unordentlich sein, dabei räumt man genauso meist erst auf, bevor ein Besuch kommt...

Und auch die meisten Männer haben die gleichen Eigenschaften, bei denen es sich empfiehlt, dass man auch mal gemeinsam über diese Schwächen lacht, statt sich unentwegt darüber zu ärgern.

Man fühlt sich verstanden und kann einander während der Kurmaßnahme helfen. Zum Beispiel, wenn ein Kind krank wird.

Krankheiten

In den Einrichtungen befinden sich viele immunge-schwächte Personen, denn Stress und Müdigkeit mindern die Widerstandskräfte, ebenso wie kleine Kinder von Haus aus schnell mal krank werden.

Da ist es nicht verwunderlich, dass kleine Epidemien durch die Kindergärten und Flure der Fachkliniken jagen.

Ganz oben auf der Liste: Magen- und -Darm-Infekte.

Viele Mütter sind entsetzt, wenn das ganze Programm zum Erliegen kommt, weil sie wegen Krankheit ihre Kinder nicht mehr abgeben können. Spätestens dann fehlt einem das Zuhause sehr. Wenn es Dich oder Dein Kind erwischt, ist es aber wirklich kein Weltuntergang.

Die Ärzte und Nachtschwestern verabreichen alle nötigen Medikamente und helfen gerne mit Rat und Tat; doch die straffen Zeitpläne und Personalkalkulationen lassen kaum Spielraum für eine aktive Unterstützung, die über die medizinische Versorgung hinausgeht.

Auch hier empfehle ich, mit anderen Müttern Absprachen zu treffen und einander zu helfen!

Wenn man darauf wartet, dass die Leitung der Einrichtung Hilfe schickt, dann vergeudet man in den meisten Fällen wertvolle Zeit. Außerdem übersteht man diese Zeit besser, wenn man vor dem Kur-Antritt darauf eingestellt ist, dass dies passieren kann. Bakterien und Viren bleiben nicht draußen, nur weil sie nicht willkommen sind.

Der Kur-Erfolg

In der Regel zeigt er sich nicht vor Ort.

Im Gegenteil, man stellt ihn nach wenigen Tagen bereits in Frage, weil man sich nicht vorstellen kann, einen durchschlagenden Erfolg nach diesen drei Wochen zu verbuchen.

Man kann sich nicht frei bewegen, die Kinder reagieren unter diesen Umständen anders wie gewohnt und wenn man Pech hat, verbringt man die Hälfte der Zeit mit Krankheiten.

Ich habe meine Kur-Aufenthalte unter dem Motto „Alles ist so gut, wie das, was man daraus macht" über die Runden gebracht – und bin gut damit gefahren.

Ich würde Dir die gleiche Denkweise nahe legen, weil es in Deiner Macht steht:

- dich über irgendwas zu ärgern oder etwas zu ändern

- alles so weiter laufen zu lassen oder zu überlegen, was in Deinem Leben falsch läuft

- in Selbstmitleid zu versinken oder genügend Wut/ Kraft/ Mut zu entwickeln, die Dinge anzupacken und zu meistern.

Siehe Arbeitsblatt 4

Und niemand fährt nach Hause und macht weiter wie bisher.

Manchmal reicht es, endlich zum Sport zu gehen, sich Freiräume zu schaffen, andere trennen sich von ihrem Partner oder sprechen sich aus.

Vielleicht reicht es, zu erkennen, dass man dringend Hilfe braucht und man darf sie auch endlich annehmen.

Man darf nicht erwarten, dass man am Ende mit einem Lächeln den Kur-Erfolg überreicht bekommt. Du musst ihn Dir erarbeiten, indem Du die Zeit für Dich nutzt.

Aber keine Sorge, in der Regel kommt alles ganz von alleine und meist braucht es im Anschluss ein paar Wochen, bis man erkennt, was die Kur tatsächlich bewirkt hat.

Meine eigene Theorie

Heutzutage Mutter sein, ist mit einer Informationsflut verbunden, die einem einen riesigen Haufen Arbeit auf das „Natürlichste der Welt" auflädt.

Hinzu kommt, dass die meisten Frauen nicht mehr auf ein 24-Stunden-Leben in den eigenen vier Wänden vorbereitet sind.

Ich hatte beispielsweise einen anspruchsvollen Job als Marketing-Assistentin, bekam ein entsprechendes Feedback für meine Arbeit und ging abends mit einem zufriedenen Gefühl nach Hause. Das endete plötzlich mit der Geburt meiner ersten Tochter.
Haushalt und Erziehung waren die neue Herausforderung, aber mein kleines Wunschkind hörte einfach nicht mehr auf zu schreien. Der Haushalt wurde zur Belastung und Schlaflosigkeit setzte dem Ganzen die Krone auf.

Dann diese tausend Ratschläge über den plötzlichen Kindstod und wie man sein Kind fördern sollte, damit es nicht dumm endet...

Als Mutter wird man zum Dreh- und Angelpunkt für die Zufriedenheit aller anderen. Und weil man seine Aufgabe gut machen will, stellt man sich und seine eigenen Interessen zurück.

In dem Moment, in dem man nicht mehr auf sich selbst aufpasst und seine eigenen Bedürfnisse nicht mehr berücksichtigt, schwindet unversehens die Kraft.

Aber wem nützt es, wenn die Mutter krank oder „ausge-brannt" ist?

Wenn man abends lieber Zuhause bleibt, weil man dann keinen Stress mit seinem Partner hat, läuft man schnell Gefahr in Trotz zu verfallen:

„Dann gehe ich eben nicht mehr aus."

„Dann mache ich eben alles alleine!"

Man könnte den Teufelskreis schon lange vorher erkennen, in den man sich da hinein begibt – tut man aber nicht.

Deshalb:

Passt auf Euch auf!

Findet einen Weg, Entlastung zu finden und vor allem schafft Euch Freiräume. Es gibt Babysitter, Familie, Putz-frauen. Nimm Dir die Zeit, um aufzuschreiben, was Du gerne tust und wie Du es mit Deiner Familie in Einklang bringen kannst!

Zum Beispiel: vernachlässigte Hobbys, Kinogänge, Tan-zen, etc.

Seit ich das begriffen habe, hat sich einiges geändert, und ich fühle mich wieder wie die Persönlichkeit, die ich vor den Kindern einmal war.

Es mag nicht immer alles fair zugehen. Aber wenn man widerstandslos alles mit sich machen lässt, warum sollte dann das Umfeld sein Verhalten ändern?

Abschlussworte

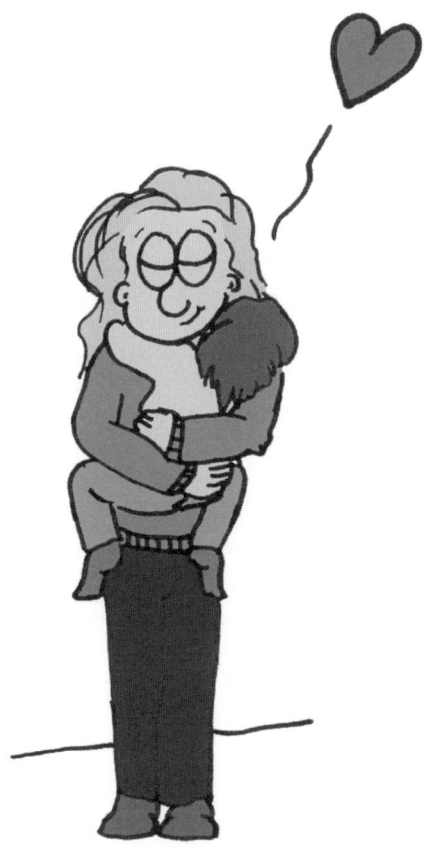

In der Kur hat man die wunderbare Gelegenheit, sich selbst zu begegnen.

Weil man ungestört zu Ende denken kann.

Weil sich in der Ruhe des zugewiesenen Zimmers alle Empfindungen legen können, wie aufgewirbelte Blätter, nachdem man endlich das Fenster schließen konnte, um den Sturm außen vor zu lassen.

Nun gilt es zu sortieren, Dinge zu ordnen.
Wenn nicht hier, wo dann?
Zuhause klappt es ja offensichtlich nicht!

Eine eigene Familie zu haben, ist nicht das Ende, es sollte ein Anfang sein.
Ich bin aus der zweiten Kur zurückgekehrt und gehe seitdem jeden Donnerstag ab 18 Uhr aus dem Haus und schreibe in meiner Lieblingskneipe alles auf, was mir gerade so in den Sinn kommt (einen Kur-Leitfaden zum Beispiel). Ganz alleine, herrlich!! Außerdem mache ich endlich Sport.

Und plötzlich kam mir auch die entscheidende Idee, die mir ein lohnendes Ziel vor Augen brachte:
www.briefgestoeber.de.

Ein unglaublich erhebendes Gefühl, zu wissen: „**Da geht doch noch Einiges!**" Man muss es nur in Angriff nehmen!

Mit dreiunddreißig Jahren habe ich sogar ein Fernstudium begonnen, um endlich das zu tun, wovon ich seit meinem sechzehnten Lebensjahr träumte: den Weg einer Schriftstellerin/ Künstlerin gehen und anderen Menschen nahe sein. Das kann ich nun alles in meiner Kreativwerkstatt (Ideenreich – der Kreativhof) verwirklichen.

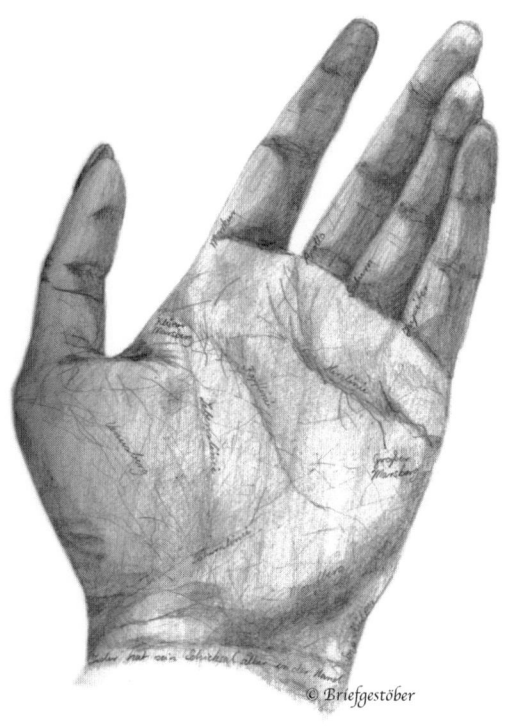

© Briefgestöber

Jeder hat sein Schicksal selbst in der Hand

Arbeitsblatt 1

Erwartungen

Entweder befindest Du Dich kurz vor Kur-Antritt oder Du sitzt bereits in der Klinik.

Noch stehen alle Möglichkeiten offen, weil die Maßnahme gerade erst losgeht.
An diesem Punkt kannst Du Ziele definieren und daran arbeiten, denn nichts verändert sich ohne Dein Zutun!

Wie fühlst Du Dich?

_____

_____

_____

_____

_____

_____

Was erwartest Du von der Kur?

_____

_____

_____

_____

_____

_____

Was willst Du in Deinem Leben ändern?

_____

_____

_____

_____

_____

Was wirst Du dafür tun?

_____

_____

_____

_____

_____

Arbeitsblatt 2

Gesundheit

Wenn Du gesundheitliche Probleme hast, dann sollten in der geeigneten Einrichtung kompetente Therapeuten sein, die Dir helfen und sinnvolle Ratschläge geben können.

Man wird allerdings schnell mit allen anderen Müttern in einen Topf gesteckt, weil es sehr viele Frauen mit vielen Gemeinsamkeiten sind. Also macht es Sinn, die Probleme aufzuschreiben, und Sorge dafür zu tragen, dass darauf auch richtig eingegangen wird.

Welche gesundheitlichen
Probleme hast Du?

Was tut Dir gut/was wurde
Dir geraten?

_____   _____

_____   _____

_____   _____

_____   _____

_____   _____

_____   _____

_____   _____

_____   _____

_____   _____

Wurde Dir ausreichend geholfen? ☐ Ja ☐ Nein

Wenn nein, dann sprich es rechtzeitig an.

Im Schlussgespräch ebenfalls!

Was wirst Du bei Deiner Rückkehr nach Hause ändern/ verbessern?

_____

_____

_____

_____

_____

_____

_____

_____

_____

_____

_____

_____

Arbeitsblatt 3

Diese Aufgabe fand ich anfangs etwas seltsam, aber es macht durchaus Sinn, sich darüber Gedanken zu machen.

Was tut Dir gut?   Was tut Dir nicht gut?

_____   _____

_____   _____

_____   _____

_____   _____

_____   _____

_____   _____

_____   _____

_____   _____

_____   _____

_____   _____

_____   _____

_____   _____

Schreibe Dir selbst ein paar Zeilen, die Du am Ende der Kur wieder hervorholst. Schreibe Dir selbst mahnende Worte, Ermunterungen, oder Deinen ganzen Frust. Alles was Dir in den Sinn kommt.

Drei Wochen sind eine lange Zeit und es ist interessant zu sehen, mit welchen Gedanken man angekommen ist und am Ende wieder nach Hause fährt.

Arbeitsblatt 4

Abschluss

Drei Wochen sind nun fast um und Du blickst wahrscheinlich auf lehrreiche, ereignisreiche, anstrengende oder Augen öffnende Tage zurück. Mit etwas Glück waren sie auch erholsam und neue Freundschaften überdauern das Miteinander...
Zeit den Brief zu öffnen, den Du Dir am Anfang der Kur geschrieben hast.

Haben sich Deine Erwartungen erfüllt?   ☐ Ja ☐ Nein

Auf welche Weise hat Dir die Kur geholfen oder nicht geholfen?

_____

_____

_____

_____

_____

_____

_____

_____

Zeit für den Blick nach vorne:

Was solltest Du ändern, was kannst Du ändern?
Sortiere Deine Ziele nach Priorität, in welcher Reihenfolge Du vorgehen willst, und dann setze sie um!

_____

_____

_____

_____

_____

_____

_____

_____

_____

_____

_____

_____

_____

_____

_____

_____

_____

Ich wünsche Dir viel Glück für Deinen Weg, und hoffe, dass Dir dieser Leitfaden geholfen hat, diese wichtigen Tage in der Kur für Dich zu nutzen.

Wenn Dir etwas gefehlt hat, Du Kritik äußern möchtest oder mir mitteilen willst, was diese Seiten in Dir bewegt haben, freue ich mich über Deinen Brief oder Deine Mail:

Briefgestöber

Postfach 1237

21232 Buchholz

kurleitfaden@briefgestoeber.de

Alles Gute!

Sonja Rüther

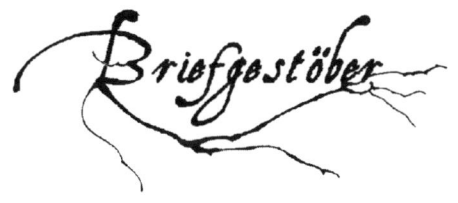

Postfach 1237

21232 Buchholz in der Nordheide

www.briefgestoeber.de

kurleitfaden@briefgestoeber.de